AF366474

DES ÉCROUELLES

OU

HUMEURS FROIDES.

In scientiâ naturali, principia veritatis
experientiâ confirmari debent.

LINNÉ.

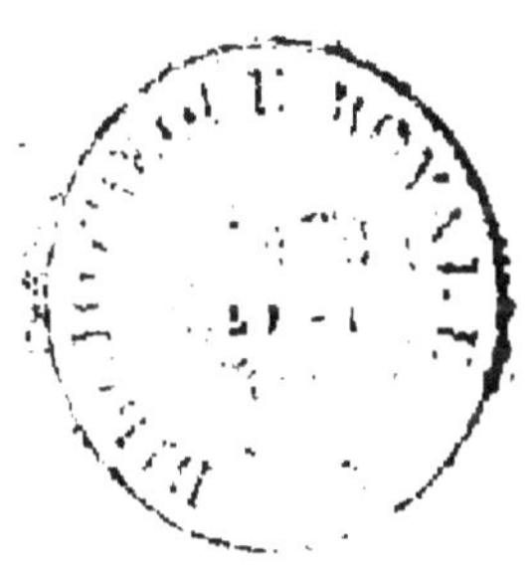

On trouve chez le même libraire, les ouvrages suivans, de M. Doussin-Dubreuil, docteur-médecin.

Des Glaires, de leurs Causes, de leurs Effets, et des Indications à remplir pour les combattre, avec les Réponses aux questions suivantes :

Existe-t-il une humeur considérée comme cause de maladie, à laquelle la dénomination de *Glaires* appartienne depuis long-temps ?

Cette humeur n'est-elle point identique avec la matière que secrètent les membranes dites *muqueuses*, et n'est-elle pas, par cela même, utile aux fonctions de la vie ?

Un vol. in-8°., sixième édition, revue, corrigée et beaucoup augmentée. Prix, 2 fr. 50 cent. et 3 fr. 50 cent. franc de port.

Lettres sur les dangers de l'Onanisme, et Conseils relatifs au traitement des maladies qui en résultent; ouvrage utile aux pères de famille et aux instituteurs. Prix, 1 fr. 50 c. et 1 fr. 80 c. franc de port.

De la Nature et des Causes de la G. B. et des Fl..... bl..... Un vol. in-8°. Prix, 2 fr. et 2 fr. 50 cent. franc de port.

De l'Epilepsie en général, et particulièrement de celle qui est déterminée par des causes morales. Un vol. in-8°. Prix 3 fr. et 4 fr. franc de port.

Des rapports de la politique avec la médecine; par Eusebe Salverte; un vol. in-12. Prix, 2 fr. et 2 fr. 50 cent. franc de port.

Découverte d'un procédé simple et facile pour conserver le fluide vaccin; par Auber, docteur-médecin. Prix, 1 fr. 50 cent. et 1 fr. 80 cent. franc de port.

DES AFFECTIONS

SCROPHULEUSES,

Vulgairement connues sous le nom d'ÉCROUELLES OU HUMEURS FROIDES; et observations sur l'utilité des feuilles et des racines du tussilage dans le traitement de cette maladie.

OUVRAGE *utile aux pères et mères de famille, et à toutes les personnes chargées de l'éducation de la jeunesse.*

PAR P. H. H. BODARD, docteur-médecin de l'Université impériale de Pise, membre résident de la Société de Médecine de Paris, correspondant de la Société de Médecine-pratique de Montpellier, et de la Société d'Agriculture dite des Georgophiles de Florence.

A PARIS,

Chez MOREAU, libr.–éditeur, rue des Grands-Augustins, n°. 19, vis-à-vis celle Christine.

Et chez l'AUTEUR, boulevard St.-Denis, n°. 3, près la rue St.-Martin.

AN 1807.

A MONSIEUR

DESFONTAINES,

Membre de la Légion d'honneur,
de l'Institut national de France,
et Professeur de botanique au
Jardin des Plantes.

MONSIEUR,

*En me permettant de placer
votre nom à la tête de cet opus-
cule, vous assurez son succès :
vous prouvez que le modeste et*

*

vj   A M. Desfontaines.

savant Auteur de la Flore At-lantique *n'est point insensible à l'hommage de l'amitié sincère et à la reconnaissance de son ancien disciple.*

Bodard , D.-M.

A V I S.

Lᴇ remède dont je vais parler n'est pas nouveau ; je ne l'annonce point comme spécifique, cette épithète ne convenant qu'au médicament qui subjugue infailliblement telle ou telle maladie. Si je ne puis garantir son efficacité constante, les expériences que je rapporterai prouveront du moins qu'il est doué d'une grande énergie, non-seulement dans les affections scrophuleuses, mais encore lorsque la nature a besoin d'être

aidée dans l'exercice de ses fonctions.

Tirer de l'oubli un médicament
précieux et simple, que l'on peut
se procurer partout, et qui, par la
modicité de son prix, est à la portée de la classe la plus indigente :
offrir un moyen de plus de combattre efficacement une maladie beaucoup trop commune aujourd'hui,
et qui abatardit en quelque sorte
l'espèce humaine ; tel est le but que
je me suis proposé.

Je donnerai la description du
tussilage ; je ferai connaître ses dénominations et son usage chez les
anciens et chez les modernes ; je

rapporterai les observations que j'ai
recueillies sur ses propriétés anti-
scrophuleuses, ainsi que sur celles
d'autres remèdes ayant la même
réputation ; et afin d'intéresser un
plus grand nombre de lecteurs, j'a-
jouterai quelques notes sur divers
points curieux de l'antiquité, et relatifs à mon sujet.

Pour me rendre intelligible aux
mères de famille, je placerai en
note l'explication des mots techni-
ques ; et afin de leur être particulièrement utile, je réunirai et pu-
blierai dans un ouvrage séparé,
dont je m'occupe en ce moment,
les moyens de préserver leurs en-

fans des écrouelles , maladie qui jusqu'ici a été considérée par les Médecins les plus habiles, comme une des plus cruelles dont l'enfance puisse être affectée.

OBSERVATIONS

OBSERVATIONS

Sur les feuilles et les racines du tussilage, considéré sous le rapport de son utilité en médecine, et spécialement dans les affections écrouelleuses.

§ PREMIER.

Description du tussilage.

Le genre des tussilages présente vingt-deux espèces (1); deux d'entr'elles sont douées d'une énergie précieuse dans l'art de guérir : le *tussilago petasites*, et le *tussilago farfara.*

L'une et l'autre produisent des fleurs aux premiers jours du printems, avant de donner des feuilles. Le *tussilago petasites* (2), vulgairement appelé l'herbe aux teigneux, a des fleurs nombreuses, rougeâtres, disposées en thyrse ou en pyramide, au haut d'une tige lanugineuse d'un pied à un pied et demi de hauteur. Ses feuilles radicales qui sont, peut-être, les plus grandes qu'on connaisse dans les plantes indigènes d'Europe, ressemblent à peu près à celles de la courge, et plus encore à celles de la rhubarbe (3). Elles sont presque rondes, un peu dentelées aux bords, soutenues par un pétiole (4) très-long, cylindrique et charnu.

Les feuilles de la tige sont étroites et pointues. Sa fleur, composée et flosculeuse, renferme des fleurons qui sont tous hermaphrodites (5).

Le *calice* (6) commun cylindrique, est formé de 15 ou 20 écailles étroites, et d'égale hauteur.

Le *fruit* consiste en semences solitaires, oblongues, applaties, surmontées d'une aigrette velue, portée sur un filet, et fixées sur un réceptacle (7) nud.

La *racine* est grosse, longue, brune en dehors et blanche dans l'intérieur.

Cette plante croît aux bords des ruisseaux et dans les ravins humides des montagnes.

Le *tussilago farfara* ou tussilage proprement dit, appelé vulgairement *pas d'âne*, a toujours des demi-fleurons femelles (8) à la circonférence, qui ne sont pas dans le *petasite*.

Ses tiges, qui n'ont pas plus d'un demi-pied de haut, couvertes de plusieurs feuilles florales en forme d'écailles, ne portent au sommet qu'une seule fleur jaune, qui imite en petit celle de la dent de lion (9), et celle de la piloselle (10) : ses feuilles sont cordiformes (11), anguleuses, dentelées, vertes en dessus, et très-cotonneuses en dessous.

La racine est longue, menue, blanchâtre, tendre, rampante, et croît aux bords des ruisseaux, des rivières, auprès des sources d'eau, et surtout dans les terreins argilleux.

Cartheuser a trouvé dans cette racine des principes semblables à ceux de la dent de lion.

Le sulfate de fer imprime à ses diverses préparations une couleur noire qui indique un principe astringent.

Comme l'expérience nous a prouvé que les vertus médicinales de l'une et de l'autre plante sont à peu près les mêmes, on pourra appliquer au *petasite* ce que nous dirons du *tussilago farfara*, sur lequel nous avons fait un grand nombre d'essais.

§ II.

Dénominations et usages de cette plante chez les anciens et chez les modernes.

Linné, auquel nous sommes redevables d'avoir fixé irrévocablement la synonimie des végétaux, le nomme : *tussilago farfara, scapo unifloro, imbricato, foliis subcordatis, angulatis, denticulatis* (12).

Haller le nomme *petasites scapo unifloro, flore radiato* (13).

Le docteur Savi appelle cette plante, *farfero, piè d'asino* (14).

Gaspard Bauhin l'indique sous le nom de *tussilago vulgaris* (15).

Camerarius la nomme simplement, *tussilago* (16).

Nic. Lemeri la distingue sous le nom d'*ungula caballina* vel *asinina* (17), *filius ante patrem* (18), *farfara* sive *farfarella* (19).

G. Donzelli l'appelle *petaside*, *tussilagine* (20).

Selon Ruellus, les herboristes de son tems l'appellaient *ungula caballina*, *vulgo pata equina* (21).

Les anciens Gaulois l'appellaient *calliomarcum*, ce qui, selon un commentateur de Pline, signifie *pied de cheval* (22).

La plupart des noms que les Grecs et les Latins ont donné à cette plante, annoncent qu'ils

lui ont reconnu beaucoup d'é-
nergie, et que ses propriétés
contre les affections de poitrine
ont été reconnues dès la plus
haute antiquité.

Pline le naturaliste l'appelle
bechion (23), du mot grec qui
signifie précisément la toux ;
d'où nous avons formé le mot
béchique, pour exprimer en
général tous les médicamens
appropriés à ce mal.

« Le *bechion*, dit-il, qu'on
appelle aussi *tussilago*, appaise
la toux ; il y en a de deux sortes. On soupçonne qu'il y a de
l'eau sous terre dans les lieux
où croît le bechion sauvage ; tel
est du moins le signe qui di-
rige les fontainiers (*aquiléges*)

dans leurs recherches (24). Elle pousse cinq ou sept feuilles plus larges que celles du lierre ; elles sont blanchâtres en dessous, et d'un vert pâle en dessus. Cette plante ne produit ni tige, ni fleur, ni semence (25), et n'a qu'une racine grêle. Quelques-uns pensent que le *bechion* est le même que le *chamæleucen*. Toute la plante desséchée et brûlée exhale une fumée, qui, aspirée avec un chalumeau, passe pour guérir les toux in-vétérées ; mais il faut prendre entre chaque aspiration un peu de vin doux (26)».

Brassavolus (27) indique la fumée du tussilage sec aspirée par la bouche. Rat. Vict. n. 10.

★

Galien recommandait le tussilage dans les maladies de la
poitrine.

« Le *bechion* , dit-il , s'appelle ainsi, parce qu'on le croit
propre à guérir la toux et l'op-
pression. On aspire la fumée
de ses feuilles sèches ou de sa
racine , que l'on fait brûler sur
la braise ; elle a un dégré d'â-
creté modéré qui la fait regarder comme susceptible de rom-
pre tous les abcès de la poitrine
sans danger » (28).

Marcellus , en recomman-
dant les fumigations de tussilage dans les mêmes indications,
nous donne l'origine de l'usage
de la pipe (29) en ces termes :

« L'herbe que les Gaulois

appellent *calliomarcus*, et que les Latins nomment ongle ou corne de cheval, est efficace contre la toux. Cueillie au déclin de la lune, et desséchée, on la jette sur des charbons ardens, placés au fond d'un vase de terre neuf : on couvre ce vase exactement avec de l'argile, de manière à pouvoir y introduire un tuyau avec lequel on fait inspirer la fumée au malade. »

Mathiole donne un peu plus d'étendue aux propriétés de cette plante. Il ajoute que ses feuilles, pilées avec du miel, guérissent le *feu sacré* (30), toutes les inflammations, et que la décoction de ces mêmes feuilles dans l'eau miellée, a la faculté de délivrer la femme dans le sein de laquelle l'enfant est mort.

Il y a apparence que Mathiole entendait par le nom de *feu sacré*, ce que nous appelons en général érésipèle, maladie connue autrefois sous le nom de feu St. Antoine (51), et qu'il comprenait sous cette dénomination cet érésipèle terrible, appelé *feu persique*, que les Grecs ont très-bien connu et défini sous le nom de ΖΩΣΤΕΡ, zoster (52). Cette maladie, heureusement très-rare aujourd'hui, s'annonçait par une large tache au-dessus du nombril ; elle s'étendait insensiblement, et formait autour du corps une

espèce de ceinture , large de
quelques pouces , accompagnée
d'une ardeur violente et de pus-
tules âcres et corrosives , qui
brûlaient comme du feu. Cet
érésipèle est fort dangereux
chez les vieillards cacochymes ,
et plus encore quand il se manifeste dans les fièvres pestilentielles (33).

Kramer , en parlant des propriétés du tussilage , cite un
étique qui s'est guéri en ne faisant usage que des feuilles de
cette plante , avec un peu de
pain (34).

Detharding recommande sa
racine fraîche dans les fluxions
catarrales de la poitrine (35).

Ray rapporte qu'Hiller avait

guéri plusieurs enfans étiques, en les nourrissant avec des feuilles de tussilage cuites avec le beurre et la farine comme d'autres légumes. La même chose se trouve dans le docteur Same, d'après les observations de Jérôme Reusnerus. *Ray, hist. plant.*

Quelques-uns prétendent que le suc des feuilles, bu pendant quelques jours, a la propriété de guérir les fièvres - quartes. *Hist. des plantes*, attribuée à Boheraave.

Plusieurs auteurs recommandent les feuilles de tussilage pilées et appliquées sur les contusions, et sur les pieds des hydropiques et des lucophegmatiques.

Les Suédois fument ses feuilles sèches, comme on fume le tabac. Boyle conseille d'y mêler un peu de fleur de soufre et du succin en poudre.

Le docteur Gilibert (36) recommande le tussilage en poudre ou infusé dans le vin, dans l'asthme pituiteux, la diarrhée, le rhumatisme. Dans les fièvres pernicieuses, soit remittentes, soit milliaires ou scarlatines, il a souvent prescrit avec avantage l'infusion des racines de cette plante, lorsque l'abattement des forces semblait indiquer les toniques amers aromatiques.

Forestus prescrivait pareillement cette plante en poudre intérieurement dans les affections pestilentielles , et faisait appliquer sur les bubons ses feuilles ou ses racines fraîches pilées.

Crantz , d'après Wansvieten , l'a employé avec succès dans l'épilepsie, à la dose d'une once de sa racine , infusée dans une livre d'hydromel , donné à la dose d'une ou de deux onces à jeun , en purgeant doucement le malade deux ou trois fois dans le courant du mois.

Vicat lui attribue la faculté de résoudre le calcul (57).

Le docteur Petagna (58), d'après Haller (59) , assure qu'on a très-efficacement appliqué la racine pilée du tussilage , sur les tumeurs goutteuses : il ajoute qu'Hippocrate (*lib. de art.*) se servait des feuilles de cette plante, cuites dans du vin, et appliquées sur les parties relâchées qui devenaient ulcérées, et que cette plante est apéritive, atténuante et expulsive, jusqu'à causer de la sueur.

Cullen assure avoir guéri plusieurs ulcères scrophuleux, en faisant prendre au malade quelques onces du suc exprimé des feuilles fraîches de tussilage.

Enfin, tous les auteurs s'accordent à reconnaître dans cette plante des propriétés éminemment toniques, alexitères (40), balsamiques, incisives, résolutives et minoratives (41), facultés infiniment précieuses dans les diverses modifications des maladies écrouelleuses.

Les observations suivantes tendent à appuyer cette proposition, et à donner une idée du parti que l'on peut tirer de ce végétal dans les différens dégrés de cette maladie.

§ I I I.

OBSERVATIONS

*Sur les facultés anti - scro-
phuleuses du tussilage.*

Ire. OBSERVATION (42).

Lors de mon séjour en Toscane, il y a six ans, une femme de trente ans, nommée Elisabeth Cantine, habitant la Piéve (43) de Ste.-Luce, située dans la Maremme (44), à peu de distance de Livourne, vint à l'hôpital de Sainte-Claire de Pise. Cette femme était cruellement tourmentée d'ulcères scrophuleux.

Elle m'assura n'avoir point

été atteinte de cette infirmité dans son enfance, ni dans sa première jeunesse, et que son père et sa mère n'en avaient jamais été attaqués; mais qu'elle en avait éprouvé les premiers symptômes cinq ans auparavant.

A dater de cette époque, presque tout le système glanduleux de la région supérieure du thorax était devenu scrophuleux. Ces glandes s'étaient successivement gonflées, ouvertes et ulcérées; quand les unes se guérissaient, les autres se r'ouvraient, et distillaient du pus de la plus mauvaise qualité. Enfin, le mal était venu au point de réduire cette infortunée à l'état le plus pitoyable et le plus hideux.

Indépendamment de l'insomnie, de l'inappétence (45), et d'une fièvre continue dont les rémittences (46) étaient insensibles , de chaque côté du col, sur chaque épaule, sous chaque aisselle , sous chaque sein , sur le cartilage xyphoïde , étaient autant de crevasses ou ulcères livides , et baveux au milieu , dont les bords étaient enflammés et d'un rouge vif, et d'où ruisselait une matière ichoreuse (47), dont tout le bas du corps était inondé.

L'ulcère du milieu de la poitrine, entr'autres, qui avait plus de deux pouces de diamètre , laissait le sternum (48) à découvert, dans la circonférence d'un écu de six francs.

Après avoir épuisé toutes les ressources de l'art, M. Comandoli, mon collègue, fut d'avis, d'après Cullen (49), de lui faire prendre tous les matins à jeun, la décoction de huit onces de feuilles de tussilage sèches, bouillies dans deux livres d'eau jusqu'à la réduction de dix onces de décoction, en faisant observer à la malade un régime approprié.

Dès le troisième jour, je crus m'appercevoir que la vivacité des bourlets de quelques ulcères était amortie, que la matière de

l'écoulement était plus louable
et moins abondante.

Le sixième jour, le mieux
était manifeste ; la matière purulente avait acquis une meil-
leure qualité.

Le sommeil dont la malade
était privée depuis long-tems,
avait reparu. Le rouge vif des
joues commençait à s'éteindre,
la fièvre était sensiblement diminuée, la malade se plaignait
seulement de coliques et d'un
peu de diarrhée.

Les neuf ulcères pansés exactement soir et matin avec la char-
pie seule, s'améliorent de jour
en jour, et finissent par se cica-
triser complètement au bout de
quinze jours. Le sommeil était

bon, l'appétit se faisait sentir ; en un mot, la malade se trouvait fort bien.

Mon collègue, doutant que cette amélioration fût l'effet du tussilage, pensa qu'elle pouvait être l'ouvrage des seules forces vitales.

Quant à moi, je soupçonnai que cette plante pouvait avoir beaucoup de part à un changement aussi prompt et aussi sensible.

Pour nous en assurer, nous nous décidâmes à cesser subitement l'usage de la décoction.

La suite ne tarda pas à fournir un second argument en faveur de cette plante.

Je ne manquais pas d'examiner
ner

ner soir et matin toutes les cicatrices de la malade, avec la plus scrupuleuse attention.

Au bout de dix jours de la cessation du traitement, je m'apperçus que la cicatrice du sein gauche était un peu enflammée et gonflée. La malade y éprouvait de la douleur. Dès le lendemain, une des extrémités de cette cicatrice commença à distiller une sérosité qui devint bientôt de la même couleur et consistance qu'auparavant. Nouvelle inflammation aux cicatrices de l'aisselle gauche, et successivement à toutes les autres, qui devinrent douloureuses : insomnie, pouls fébrile, suppression des évacuations alvines. (50)

Dès que nous vîmes l'appareil de tous les symptômes précédens bien clairement développé, nous remîmes la malade au régime tussilaginé.

Le lendemain, les évacuations alvines se renouvellent avec modération, les douleurs diminuent de nouveau, la plaie du sein gauche se referme complètement au bout de quelques jours; enfin, après huit jours de la reprise du traitement, la malade se trouva assez bien pour retourner chez elle.

Il est probable que si, malgré nos recommandations, elle n'a pas continué le traitement pendant long-tems, sa disposition naturelle, le mauvais air de son pays natal, n'auront pas tardé à causer une rechûte semblable à celle dont nous avons été témoins.

A mon retour en France, j'ai renouvellé mes essais. Voici quelques résultats de l'emploi du tussilage.

IIᵉ. OBSERVATION.

Le jeune Guillaume Rivard, demeurant chez son père, rue du faubourg St-Denis, nº. 19, âgé de 10 ans, eut une petite rougeur au coude, qui se tuméfia peu à peu : au bout de deux ans, l'avant-bras était d'un volume monstrueux. Un ulcère fongueux (51), situé à la partie interne du coude, distillait une matière purulente de la plus mauvaise qualité, l'articulation cubitale (52) était ankilosée (53) et exostosée (54).

Je prescrivis le 15 avril l'usage de la décoction de tussilage, de la manière que je l'ai indiqué ci-dessus; soir et matin, une pilule de l'extrait de cette plante, du poids de quatre grains; et sur le bras malade un cataplasme de mie de pain fait avec le marc de cette même décoction, bain local dans une lessive légère de cendres gravelées.

Le 28 novembre suivant, l'enfant avait recouvré le mouvement de l'articulation cubitale, l'exostose était disparu, le bras n'était plus tuméfié, l'ulcère était presque cicatrisé, et n'offrait plus qu'un petit pore d'où sortait de tems en tems une légère humidité.

IIIe. OBSERVATION.

Le petit Després, âgé de six ans, rue St.-Honoré, n°. 1362, conçu pendant la menstruation, éprouve à 15 mois une fièvre putride qui se termine par une éruption dartreuse et purulente sur tout le corps. Dix-huit mois après, elle est remplacée par un œdème (55) général. Hémorragies nasales (56), fréquentes pendant six à sept heures de suite. Il y a deux ans, tumeur ulcérée à la joue, larges tumeurs à la colonne vertébrale (57), autre tumeur de plus de 6 pouces de long, sur trois de large, à la cuisse ; une autre à l'humérus (58) gauche, à l'avant-bras du même côté : tumeur ulcérée sous le sein gauche ; deux tumeurs à l'os sacrum (59), de quatre pouces de large. Toute la face gonflée, rouge, bourgeonnée. Tuméfaction considérable des parotides (60) droites, qui rejettent la tête de côté, et abolissent tout mouvement du col, que l'on est obligé de soutenir avec un collier de fer-blanc. Ulcère au tendon d'achille, peine extrême à marcher.

Toutes les plaies s'améliorent

d'une manière sensible dans les premiers huit jours qu'il est soumis au seul traitement du tussilage en extrait et en décoction d'intensité graduée selon les forces du malade.

Les ulcères pansés avec des cataplasmes de feuilles de tussilage fraîches et hachées comme des épinards, et constamment humectés, se sont cicatrisés ; et quand il a été en état de se soutenir, j'ai joint de tems en tems à cette décoction le syrop de Belet et le syrop anti-scorbutique, d'abord alternativement, ensuite en partie égale de l'un et de l'autre. Aujourd'hui l'enfant a repris la majeure partie de l'agilité propre à son âge, la tête est redressée, le col a repris son mouvement ; mais il s'en faut de beaucoup qu'il soit radicalement guéri. Il lui reste une plaie au côté, d'où distille de tems en tems une grande quantité de matière purulente.

Si je ne craignais de passer les bornes que je me suis prescrites, je pourrais ajouter d'autres cas qui me sont particuliers : voici quelques-uns de ceux qui m'ont été communiqués par mes confrères.

IVe. OBSERVATION.

Le comité médical de consultation gratuite du 10me. arrondissement, qui, à ma prière, a essayé le traitement *tussilaginé*, en a obtenu plusieurs effets intéressans. Il me fit voir, l'an dernier, un enfant complètement guéri par ce moyen.

D'après le rapport qu'il voulut bien me faire de l'état précédent du malade, il paraît que l'enfant avait eu l'articulation du coude d'un volume prodigieux, et percée de quatre à cinq ulcères, d'où étaient sortis plusieurs fragmens d'os cariés.

M. Gaultier-Claubri, praticien respectable, autant qu'observateur judicieux et infatigable, a fait de son côté plusieurs essais de ce genre : voici quelques-uns des résultats qu'il a bien voulu me communiquer.

V^e. Observation.

La petite Legros, âgée de sept ans, avait une tumeur scrophuleuse au pied droit, tout près de la malléole externe. M. Gaultier lui a successivement prescrit l'extrait de tussilage depuis 8 grains jusqu'à demi-gros chaque jour.

Au moyen d'un cataplasme de tussilage, renouvellé trois fois dans les 24 heures, le dépôt s'est formé, et s'est ouvert de lui-même le 17me. jour. Le cataplasme a été continué jusqu'au 45me; la tumeur était totalement fondue, la cicatrisation consolidée était parfaite le 87$_{me}$. jour. Pour prévenir toute récidive, la malade continue depuis neuf mois, l'extrait de tussilage à la dose de 12 grains par jour, avec un verre de tisanne faite avec les feuilles de cette plante (61).

VIe. Observation.

Le petit Noel, âgé de cinq ans, avait un dépôt scrophuleux au pied droit, et une tumeur très-considérable au bras gauche à peu de distance de son articulation avec l'avant-bras ; trois cataplasmes par jour de feuilles de tussilage, hachées et cuites comme des épinards ; l'extrait de tussilage, commencé par la dose de trois grains par jour, et augmenté jusqu'à 20, ont terminé la maladie dans l'espace de sept mois. L'enfant continue l'usage de l'extrait à la dose de huit grains par jour.

Comme la diathèse (62) scrophuleuse est souvent plus rebelle au traitement du tussilage, lorsqu'elle affecte le système glanduleux, que lorsqu'elle est fixée dans la cellulaire, il est quelquefois nécessaire d'y associer des moyens plus actifs, comme le prouve le fait suivant.

VIIe. OBSERVATION,

Communiquée par M. Gaultier-Claubri.

Un enfant de six ans, qui avait les glandes du col affectées de scrophules ,

scrophules, n'a reçu aucun sou-
lagemeut de l'extrait ni des cataplasmes de tussilage (63) quoi-
qu'employés avec beaucoup
d'exactitude pendant 8 mois con-
sécutifs. M. Gaultier ajoute le
savon de Starkey (64) à l'extrait
de tussilage. 15 à 18 jours après,
une des glandes s'est enflammée,
est tombée en supuration, et
toutes les autres glandes se sont
fondues au bout de cinq mois
de ce traitement combiné.

VIIIe. Observation.

Un enfant de 8 à 9 ans avait
plusieurs dépôts scrophuleux à la
main droite, et des glandes en-
gorgées au col. Les cataplasmes

de tussilage, quoique mal faits,
ont opéré la fonte des duretés
de la main, et plusieurs cicatrices se sont faites.

On a ajouté l'usage de trois
et quatre des pilules suivantes,
par jour :

> ℞. Savon médicinal,
> Extrait de genièvre, } ââ ℥j
> Æthiops minéral,
>
> Pour pil. de gr. iv.

La main a été très-bien guérie, tandis que les glandes en-
gorgées sont restées les mêmes.

IXe. Observation.

M. Villette, chirurgien éclai-
ré, et zélé pour les progrès de
l'art, m'a communiqué le fait
suivant :

« **Mlle. de.....**, âgée de douze ans, non réglée, avait depuis trois ans des engelures ouvertes et suppurantes aux mains et aux pieds. Tous les moyens curatifs avaient été infructueux. Le 17 du mois de frimaire an 13, on me présenta la jeune malade ; je reconnus que les engelures étaient scrophuleuses. Je fis appliquer sur les ulcères des cataplasmes de feuilles de tussilage, avec de la mie de pain et de l'eau, dans chaque chopine de laquelle on avait fait dissoudre une once d'extrait gommeux de cette plante. La malade prenait tous les jours, soir et matin, une pilule de quatre grains d'extrait de tussilage, buvant par dessus une tasse de décoction de cette même plante. Elle fut purgée de quinze jours en quinze jours, avec trois pilules de belloste. Au bout de quatre mois, j'eus la satisfaction d'obtenir une cure radicale ».

Pour éprouver les effets de cette plante dans les diverses modifications des affections écrouelleuses, je l'administrai il y a trois ans, d'après l'agrément des chefs de l'hôpital de St.-Louis, sur plusieurs enfans parvenus au dernier degré de cette maladie. Quelques-uns furent soulagés momentanément; mais le dépérissement et la désorganisation étaient par-

venus à un trop haut degré : on
remarqua seulement en général
une augmentation passagère des
forces de la nature ; mais elle
était trop épuisée pour les maintenir 65).

Xᵉ. Observation,

*Communiquée par M. Grand-
champ, ancien chirurgien en
chef de l'hôpital de Lyon.*

Madame M...., âgée de 36
ans, a eu plusieurs enfans qui
sont morts en bas âge : il lui
reste une fille âgée de 12 ans,
assez forte ; mais son teint est
décoloré et pâle. Cette dame
portait depuis cinq à six mois,
à la partie moyenne latérale
externe du col, une tumeur in-

dolente, froide, sans altération de couleur à la peau, du volume d'un œuf de poule, et un peu applatie. Cette tumeur lui était survenue sans accidens ou causes connues, si ce n'est un simple retard dans le flux menstruel pendant un couple de mois, un an auparavant. Cette dame, d'un tempérament assez froid et humide, indolente, d'un caractère doux quoique sensible, avait éprouvé, quelques années avant, une tumeur à peu près semblable au côté opposé du col, pour semblable cause présumée : elle s'était insensiblement dissipée au bout de quelques mois, par les seules forces de la nature, et une application constante de coton cardé.

Cette fois-ci la tumeur a résisté à l'application du coton, et à plusieurs moyens indiqués de toutes mains, et employés sans suite ni intelligence. Un homme de l'art lui conseilla l'usage des emplâtres fondans. Au bout d'un mois la tumeur rougit dans son milieu, devint un peu douloureuse : enfin, il se fit un amas de pus, qui se fit jour par deux ouvertures. Extrêmement indocile aux avis du praticien qui la traitait, la malade se gouverna elle-même pendant deux mois, suivant les avis les plus contradictoires. La tumeur, quoique beaucoup diminuée de son premier volume, devint un ulcère fistuleux. C'est alors que je fus appelé. Je trouvai la tumeur presqu'entièrement dissipée, mais les tégumens qui la recouvraient étaient décollés, vacillans, rouges, animés, percés de deux ouvertures rondes, le tout dénué de chaleur, et ne faisant éprouver aucune douleur.

J'enlevai, avec l'instrument tranchant, tous ces tégumens dans la largeur d'un écu de trois livres. La malade éprouva peu de douleur : le fond de l'ulcère était d'un rouge pâle, peu sensible ; en un mot il avait tous les caractères d'un ulcère scrophuleux.

D'après l'avis et les observations de M. Bodard, mon collègue, j'employai intérieurement les pilules d'extrait de tussilage, du poids de quatre grains
chaque, au nombre de deux
par jour. J'appliquai sur l'ulcère
le même extrait étendu sur une
peau bordée d'onguent aggluti-
natif, pour le maintenir en place. Au bout de huit jours j'apperçus plus de vivacité dans la
malade. Les chairs, au lieu d'ê-
tre indolentes, étaient devenues
sensibles, d'un rouge vif, don-
nant un pus abondant et bien
lié : enfin, au bout d'un mois,
la cicatrice a été solidement éta-
blie, et la malade parfaitement
guérie. Je ne doute pas que

cette guérison assez prompte, ne doive être attribuée à l'usage intérieur et extérieur de l'extrait de tussilage.

Le docteur Allen a probablement aussi retiré plusieurs avantages de la plante dont il s'agit , puisqu'il s'exprime en ces termes :

La décoction des feuilles de tussilage , prise intérieurement pendant long-tems , l'emporte sur tous les remèdes que l'on a connus jusqu'à présent pour guérir les écrouelles , comme l'a prouvé le docteur Fuller. On peut voir ce qu'il en dit dans son traité anglais de la médecine gymnastique. pag. 93 (66).

Les rédacteurs du dictionnaire Botanique et Pharmaceutique (1802) ajoutent même que la racine du tussilage petasite est gommeuse, chaude, dessiccative, raréfiante, atténuante, apéritive, vulnéraire, alexipharmaque, et qu'on la nomme par excellence *la racine de la peste*, à cause de ses vertus contraires au venin et à la maladie qu'elle chasse puissamment par les pores de la peau et par les sueurs.

Le père de la médecine nous avertit de ne pas croire légèrement (67); ainsi sans admettre dans toute leur étendue, des opinions aussi prononcées, et qui annoncent un peu d'enthousiasme, contentons-nous de répéter que lés praticiens de tous les tems ont reconnu le tussilage, et sur-tout le tussilage petasite, comme *tonique, incisif, résolutif, anti-sceptique* (68), et légèrement *purgatif.*

Un coup-d'œil rapide sur la théorie la plus généralement reçue des affections écrouelleuses (considérées toutefois sans aucune complication d'un virus quelconque), suffira pour faire connaître si cette plante peut être utile dans cette maladie.

§ IV.

PRÉCIS

De la théorie des affections écrouelleuses (69).

Je m'écarterais des bornes que je me suis prescrites, si je rapportais l'opinion de tous les auteurs anciens et modernes, Français et étrangers, relativement à la nature du vice écrouelleux. Les uns ont admis un principe acrimonieux, les autres ont supposé un acide particulier, d'autres ont admis des humeurs mélancoliques, une pituite dégénérée, etc. etc.; plusieurs enfin, engagés dans

la métaphysique de la physio-
logie (70), ont reculé la diffi-
culté sans la résoudre. Mais la
majeure partie des bons praticiens s'est accordée à reconnaître dans cette maladie un état
d'atonie (71) primitive des solides , et une altératiou sensible
dans le système lymphatique et
dans les liqueurs recrémentiel-
les (72), provenant de l'impos-
sibilité où ces solides se trouvent
d'élaborer convenablement les
substances élémentaires et ré-
paratrices.

Cette atonie paraît prouvée
par l'âge des sujets qui sont le
plus fréquemment attaqués des
humeurs froides, par l'examen
des circonstances antérieures ou

actuelles, et par la nature des moyens curatifs généraux et particuliers les plus en usage contre cette maladie, qui sont tous plus ou moins toniques, résolutifs ou purgatifs : tels sont la teinture, l'elixir et la poudre de Rotrou ; les pilules de Valériola, de Grateloup, de Janin, de Faure, de Rougères, de Noel, de l'Alouette ; les bols accrédités par MM. Coste et Chappot, la poudre de Dehaen, etc. Telles sont encore les méthodes indiquées par plusieurs médecins distingués, MM. Goursaud, Majaut, Charmeton, Bordeu, Akensie, Portal, Hebreard, Navier, Charmeil ; et sur-tout dans l'excellent mémoire de M. Sal-

made, où la doctrine est ap-
puyée sur des faits extrêmement
intéressans ; et encore, dans l'ouvrage de M. Baumes, qui est
peut-être le traité le plus com-
plet qui ait paru jusqu'ici sur
cette matière.

La plupart de ces remèdes ont
pour base diverses préparations
martiales, mercurielles, d'anti-
moine ou de zinc, ou bien différens sels neutres, comme le sulfate de potasse (73), de magné-
sie, de soude (74) ; le carbonate
de potasse (75), d'ammoniaque
(76), le muriate de barite, le
muriate calcaire, etc. etc. Parmi
les végétaux, on employe la
gentiane, le kina, les feuilles de
houblon ; en un mot, toutes les

plantes qui sont amères, et par-
conséquent toniques. Quelques
praticiens assurent même avoir
employé utilement à l'intérieur
l'infusion aqueuse du bois de
Garou (77).

L'examen des sujets les plus
exposés aux humeurs froides,
l'époque à laquelle elles se déve-
loppent, celle où elles disparais-
sent quelquefois d'elles-mêmes,
qui est l'âge de la puberté, tems
où la nature a assez d'énergie
pour subjuguer son ennemi ;
toutes ces circonstances semblent démontrer qu'elles déri-
vent essentiellement d'un état de
faiblesse.

En effet, les organes, assimi-
lateurs d'un enfant de 4, 5, ou

6 ans, dans l'ordre de la nature,
sont infiniment délicats par eux-
mêmes; mais s'il est né de parens
épuisés par de longues maladies, par les veilles, par des tra-
vaux pénibles, par de vives affections de l'âme, par le liberti-
nage ou par l'abus des plaisirs,
on sent combien cette délicatesse
qui tient à l'âge, doit être augmentée : or, elle le sera bien da-
vantage, si le lait qu'il reçoit de
sa nourrice est altéré par des
alimens visqueux, farineux et
grossiers, par une conduite peu
régulière, ou, même, par des
frayeurs ou des chagrins cuisans.

Dès – lors, l'enfant, au lieu
d'une liqueur douce, sucrée,
onctueuse, et prompte à se con-

vertir en sa propre substance , ne reçoit que des sucs imparfaits, plutôt séreux (78) que laiteux , prompts à s'aigrir , et d'autant plus disposés à s'épaissir , qu'ils sont reçus dans des vaisseaux trop affaiblis pour corriger l'imperfection de ce fluide : il obstrue insensiblement les couloirs délicats du système lymphatique , et surtout du système glandulaire, dont les fibrilles sont prodigieusement déliées et peu susceptibles de mouvement (79). Arrêtée dans son trajet , cette lymphe s'y dénature de plus en plus, corrode et détruit , de proche en proche , les fibres vasculaires qui la renferment : celles-ci se décomposent , s'affaissent les unes sur les autres, se confondent et se changent en une supuration cotoneuse, laiteuse, séreuse ou albumineuse.

Lorsque la chaleur vitale enlève la partie la plus fluide de cette masse décomposée, elle laisse, comme sédiment, ces amas fibreux et inorganiques que l'on remarque dans les tumeurs écrouelleuses : ils sont presque toujours indolens, et exempts d'inflammation, à raison du peu de résistance qu'opposent les fibres musculaires environnantes, qui sont elles-mêmes relâchées, et qui s'affaissent également de proche en proche, jusqu'à ce que la décomposition soit parvenue à la surface des tégumens où se fait l'explosion ulcérée de l'affection écrouelleuse.

Ces gonflemens, ces engorgemens, prennent différens noms selon les organes qui en sont atteints. On les nomme communément *écrouelles* (80), quand ils se manifestent sur les glandes du col et de la tête ; *ganglions*, *tophus*, *nodus*, *exostoses*, sur les tendons, les ligamens, le périoste, et sur les os ; *goître*, sur la glande tyroide (81) ; *bubons*, sur les aines, aux aiselles ; *carreau*, quand ils attaquent les glandes du mésentère, le paucréas, la rate, le foie, etc.; *hydatides* (82), quand ils renferment, comme dans un

petit sac , des humeurs dénatu-
rées de différentes espèces. Cette
humeur est-elle semblable à du
suif , on l'appelle *sébacée* (83),
ou *stéatome* (84). Est-elle blanche et semblable à de la bouil-
lie , c'est un *athérome* (85), et
meliceris (86) quand elle a la
couleur et la consistance du
miel.

Si cette courte esquisse de la
diathèse scrophuleuse est con-
forme à la vérité ; si on peut la
réduire à sa plus simple expres-
sion , en ces termes , *atonie ,
empâtement , désorganisation ,
dissolution ;* il paraît naturel
de conclure qu'elle sera souvent
combattue avec avantage par une
plante qui , selon ses diverses

préparations et ses modifications relatives à l'âge, à l'intensité du mal, présente des quali-
tés *toniques, incisives,* et mo-
dérément styptiques (87).

§. V.

OBSERVATIONS COMPARATIVES

Sur quelques remèdes anti-scrophuleux, et spéciale-ment sur la manière d'employer le tussilage.

L'expérience journalière nous apprend que les remèdes tirés des minéraux, sagement administrés, ont obtenu de grands succès dans la maladie dont il s'agit ; mais plus ces préparations, sur-tout celles qui ont le mercure pour base, ont d'énergie, plus elles semblent exiger de circonspection dans le traitement, principalement dans celui

des

des enfans : peut-être serait-il plus prudent de ne les employer que lorsque les préparations végétales sont restées sans effets, ou de les combiner plus souvent avec ces dernières.

MM. Fordyce, Bond, Wytth, et surtout Fothergill, ont beaucoup loué l'emploi du quinquina dans ces sortes de maladies : comme tonique, administré intérieurement et extérieurement, il est certain qu'on peut le regarder comme un remède héroïque ; mais, au lieu d'être fondant, tout le monde sait qu'il joint à cette tonicité, une faculté styptique (88), qui peut faire craindre de l'employer dans les cas où il y a disposition à l'inflammation ; on sait quels effets il produit dans certaines fièvres intermittentes , accompagnées d'obstructions.

D'ailleurs quand il serait doué de la faculté de fondre et de résoudre , personne n'ignore combien le traitement des humeurs froides doit être prolongé ; dèslors ce médicament se trouve trop cher pour la classe indigente des villes , et pour les habitans des campagnes ; deux classes qui sont le plus fréquemment attaquées du vice scrophuleux , à raison de la grossièreté des alimens dont elles font usage.

La digitale pourprée (89), a quelquefois été recommandée pour la même indication ;

mais on a été obligé de l'aban-
donner à raison des nausées,
des vomissemens, des purga-
tions violentes et de la salivation qu'elle excite quand on la
prend intérieurement. Ses feuilles, pilées et appliquées sur les
ulcères scrophuleux, ont très-
bien réussi entre les mains des
praticiens de l'hôpital de Wor-
cester, et du docteur Hulse,
cité par Ray; mais encore faut-il
se garder de les appliquer sur
les tumeurs qui ne sont pas ouvertes. *Petagna, loc. cit.*

Le tussilage n'a point tous
ces inconvéniens . il se trouve
presque dans toute l'Europe, à
la portée de tout le monde,
dans les lieux frais, au bord

des ruisseaux et des rivières ; et dans des terreins argilleux ; il a la faculté de tenir le ventre libre, de manière que le traitement bien dirigé exige rarement la purgation. J'ai remarqué, même, qu'un peu de diarrhée pendant l'usage du tussilage, était d'un bon augure pour le succès du remède.

Mais pour qu'il réponde à ce qu'on peut en attendre, il exige, comme tous les médicamens, l'attention soutenue du médecin, et persévérance de la part du malade. Ce remède n'agit souvent que très-lentement ; mais cette lenteur même qui se trouve en raison directe de la délicatesse des fibrilles sur lesquelles il est dirigé, doit être préférée aux moyens violens qui souvent opèrent la destruction des organes, et laissent pour la vie des traces non équivoques de l'infirmité hideuse dont il s'agit. Ils ont les mêmes inconvéniens que ces incisions indiscrètes et prématurées qui impriment le cachet indélébile de cette même maladie contre laquelle le préjugé est peut-être plus exalté qu'elle ne le mérite.

Si l'on voulait chercher la cause pour laquelle les feuilles et surtout les racines du tussilage ont été abandonnées (90), peut-être la trouverait-on dans l'impatience des malades, qui, desirant être guéris en peu de tems, ont préféré des remèdes plus dangereux, mais plus prompts, et n'ont pas voulu se prêter aux vues du médecin prudent, qui desirait graduer l'énergie des remèdes selon les diverses circonstances.

Une chose qui dans tous les tems s'est opposée aux progrès de l'art, c'est le trop de précipitation à prononcer pour ou contre.

On admet avec enthousiasme, on asservit même, aux caprices de la mode, des moyens de guérison qu'une expérience éclairée et prolongée peut seule mettre en état d'apprécier ; ou bien on rejette sans un examen suffisant, des remèdes très-utiles en eux-mêmes, mais qui manquent quelquefois leur effet, parce qu'on en a fait une application trop générale, trop peu prolongée, ou parce qu'ils n'ont pas été bien préparés.

Tout le monde se rappelle l'espèce de fanatisme qui a régné il y a quelques années (1784), en faveur de l'orme pyramidal, qui n'est qu'une variété de l'orme ordinaire (91).

Tous les malades demandaient des tisannes d'*orme pyramidal.* Les médecins ne trouvant aucune mauvaise qualité dans cette écorce, se prêtèrent à leurs desirs. Mais, après avoir examiné ses effets sans prévention, ils en ont circonscrit l'utilité dans les affections cutanées, contre lesquelles ce végétal est réellement un puissant auxiliaire.

Il est à desirer qu'un plus grand nombre d'expériences nous conduise aussi à la juste valeur des diverses préparations du tussilage', modifiées selon les circonstances.

Voici les diverses manières dont j'ai coutume de l'administrer.

1°. Intérieurement.

En *teinture vineuse* (92).

En *poudre*, dans du pain à chanter, ou mêlée avec un syrop approprié pour en faire des bols.

En *extrait*, pour être pris en pilules, ou pour être la base de diverses préparations magistrales (93), propres à masquer le remède, lorsque le malade y oppose de la répugnance (94).

En *infusion* plus ou moins forte, pour boisson habituelle.

En *décoction*, plus ou moins saturée, pour être avalée, ou reçue en lavement, ou en vapeur aspirée par la bouche, avec la machine inspiratoire.

En *sirop*, fait avec les racines, qui sont incomparablement plus énergiques que les fleurs.

En *suc exprimé* des feuilles et des racines.

En *suc exprimé* des feuilles

et des racines triturées dans l'eau froide.

En *feuilles vertes*, tendres, dépouillées de leur duvet, et diversement accomodées comme les légumes pour aliment.

En *feuilles sèches*, hachées menu, aromatisées avec quantité suffisante d'aloyse (95) et d'hyssope, pour être fumées avec la pipe. Loin d'avoir l'âcreté nauséeuse du tabac, elles offrent sous cette forme, un salivatif doux et suave, dont j'ai vu des effets singulièrement prompts (96) dans les engorgemens lymphatiques, connus sous le nom de fluxions.

Miller (*Bot. off.*) les recommande beaucoup dans cette indication.

2°. Extérieurement.

En *teinture spiritueuse*, pour être employée en frictions, afin de rappeller ou de maintenir l'excitabilité, dans les sujets attaqués ou menacés de paralysie ; pour affermir la fibre relâchée, comme il arrive dans ces constitutions atmosphériques bizarres, telles que nous les avons éprouvées cet hyver (1806), où la température, tantôt sèche, tantôt humide, passant subitement à une différence de 7 à 8 dégrés, a donné lieu à une foule de symptômes catharreux et d'engorgemens glandulaires, connus sous la dénomination de *grippe.*

En *poudre*, pour dessécher les ulcères, ou pour être aspirée par le nez comme le tabac, en y mêlant partie égale de poudre impalpable de racine de réglisse ou de guimauve, et un peu de sucre candi, finement pulvérisé, dans le corysa (97).

On y ajoute un tiers de poudre de muguet (98) dans les contusions à la tête.

En *décoction vineuse*.

En *décoction aqueuse*, pour fomentations, bains généraux ou locaux, seuls ou animés avec de la cendre de genêt, de sarment de vigne, ou de fiente de pigeon; pour bains de vapeur, douches réelles ou douches de vapeur, au moyen des machines ingénieuses

ingénieuses inventées par MM.
Paul, à l'établissement des eaux
minérales artificielles de Tivoli.

En *suc exprimé*, pour maintenir les compresses constamment mouillées, sans lever l'appareil.

En *feuilles crues*, pilées seules ou avec du miel, pour appliquer sur les ulcères, à la manière des anciens.

En *feuilles cuites*, exactement hachées comme des épinards, seules, ou avec de la
mie de pain, en forme de cataplasme.

En *huile*, pour liniment doux
sur des organes délicats.

En *extrait gommeux*, seul,
ou combiné avec l'extrait gom-

meux de ciguë, pour être appliqué sur les tumeurs naissantes.
Il en est de l'extrait gommeux
de tussilage, comme de l'extrait
gommeux de ciguë, que les plus
célèbres chirurgiens de la capitale emploient avec bien plus de
succès, que ce que l'on appelle
l'onguent de ciguë. La gomme
ammoniaque qui fait la base de
ce dernier, est trop active ; elle
cause souvent de l'inflammation
sur les parties délicates, telles
que les glandes du sein.

L'extrait gommeux simple n'a
pas cet inconvénient, il opère la
résolution doucement, et d'une
manière presque sûre.

On sent qu'il est inutile d'indiquer les doses. Le médecin

seul est dans le cas de les déter-
miner selon l'âge, le sexe, la
constitution, la nature et le dégré de la maladie. Lui seul peut
aussi décider lorsqu'il s'agit d'administrer le *tussilage*, quelle
est la manière qui convient le
mieux à la circonstance, et enfin quels sont les cas où il est
indispensable de recourir à des
toniques plus énergiques.

Quant à son emploi dans les
engorgemens glandulaires scrophuleux, l'expérience démontre
tous les jours que l'opiniâtreté
du mal provient souvent de ce
qu'on ne l'a pas combattu assez
à tems, ou de ce qu'il y avait
complication d'un virus quelconque avec le vice scrophuleux;

on ne peut espérer de subjuguer ce dernier, si l'on n'a pas combattu victorieusement le premier.

Un médecin peut, mieux que personne, apprécier jusqu'à quel point le dérangement des mœurs influe sur la santé, sur le bonheur social, et sur la prospérité des empires. Nous voyons tous les jours des anomalies singulières qui, sans être le virus même, sont une dégénérescence de ce vice mal guéri, ou une suite du désordre causé par certains remèdes indiscrètement employés pour le combattre.

Les humeurs froides ne sont pas une des suites les moins fréquentes de cette altération dans l'économie animale ; mais une foule d'autres infirmités bisarres attestent l'atteinte antérieurement portée au principe vital. Véritables Prothées, changeant, pour ainsi dire, de forme à chaque génération , quelle amertume ne versent-elles pas sur nombre de familles vertueuses et respectables , innocentes des erreurs de leurs aïeux , et condamnées à gémir de ce fatal héritage !

Au surplus, comme il est démontré que le vice écrouelleux se guérit bien plus difficilement dans les deux sexes, après l'âge de puberté ; on sent combien il est essentiel de prévenir cette époque.

Pénétré de cette vérité, j'invite tous les praticiens éclairés à essayer les diverses préparations que j'ai indiquées.

La classe indigente étant malheureusement la plus exposée à ce genre de maladie, il est à désirer que la facilité qu'elle aura de se procurer ces médicamens, rende les tentatives et les succès assez multipliés pour mériter l'attention du gouvernement.

NOTES.

(1) 1. Tussilago anandria. Linné.
   2. — Dentata. L.
   3. — Nutans. L.
   4. — Alpina. L.
   5. — Silvestris. L.
   6. — Farfara. L.
   7. — Japonica. L.
   8. — Frigida. L.
   9. — Alba. L.
  10. — Hybrida. L.
  11. — Petasites. L.
  12. — Spuria. L.
  13. — Palmata , Hort. Kers.
  14. — Nivea. Wilden.
  15. — Lævigata. Wild.
  16. — Discolor. Jacquin.
  17. — Trifurcata. Fonster.
  18. — Pumila. Swartz.
  19. — Albicans. Swartz.
  20. — Integrifolia. Michaux.
  21. — Lyrata.
  22. — Fragrans. Willars.

(2) Du latin *petasus*, dérivé du grec πετασος, chapeau ou bonnet antique, parce que les feuilles de cette plante ont une espèce de cavité dans le milieu, entourée de larges bords.

Plaute, dans le prologue d'Amphitrion, dit : *Ego has habebo usque in* petaso *pinnulas.*

Les anciens appelaient aussi *petasus*, un toît à larges bords, terminé en pointe, et aux angles desquels pendaient des sonnettes, dans le genre des pavillons chinois. Pline, liv. 36, chap. 13, en citant la description que donne Varron du mausolée de Porsenna, roi d'Etrurie : s'exprime en ces termes : *Supra id quadratum pyramides stant quinque, quatuor in angulis, in medio una, in imò lata pedum septuagenum quinum, altæ centum quinquagenum : ita fastigiatæ, ut in summo orbis æneus et* petasus *unus omnibus sit impositus ex quo pendeant excepta catenis titinnabula , quæ vento agitata longè sonitus referant , ut Dodonæ olim factum.*

Les Latins appelaient *petasati ,* ceux qui avaient le chapeau sur la tête.

Suétone , en parlant d'Auguste , chap. 82 , s'exprime ainsi : *Solis verò ne hyberni quidem patiens , domi quoque non nisi* petasatus *sub dio spatiabatur.*

(3) Rheum rhabarbarum. Lin.

(4) Le soutien de la feuille.

(5) Composés d'étamines et de pistils. Ajoutons en faveur des personnes qui ne connoissent pas la botanique , que l'*étamine* , dans une fleur , constitue l'organe mâle de la fécondation, et que le *pistil* est l'organe femelle qui reçoit la poussière fécondante contenue dans l'étamine. Cette poussière est brune dans la tulipe , jaune

dans le lys et la majeure partie des autres fleurs.

L'hermaphroditisme réunit les deux sexes dans le même individu. Cette réunion est beaucoup plus commune dans les végétaux que dans les animaux. M. Thomas vient de publier une démonstration infiniment curieuse de l'hermaphroditisme de la sangsue : il prouve qu'elle a non-seulement la faculté de féconder et d'être fécondée simultanément, à l'instar de la limace, du limaçon et autres mollusques, mais encore celle de se féconder elle-même, sans l'intervention d'aucun autre individu. Un auteur (Bibiena) avait déjà reconnu ce phénomène ; mais aucun naturaliste ne l'a démontré aussi clairement que M. Thomas, dans son ouvrage intitulé : *Mémoires pour servir à l'Histoire naturelle de la sangsue.*

(6) Enveloppe de la fleur, lorsqu'elle est en bouton.

(7) Espèce de plateau portant les
semences, comme dans la reine-mar-
guerite, l'œil de bœuf, etc.

(8) Ne contenant que des pistils.

(9) Leontodon taraxacon. Lin.

(10) Hieracium pilosella. Lin.

(11) En cœur.

(12) *Tussilago farfara*, à hampe
uniflore, couverte de folioles, disposées comme les tuiles d'un toît, les
unes sur les autres; fleurs presque
en cœur, anguleuses et dentelées.
Lin. sp. plant. 1214, flor. dan. t. 595.

(13) Haller Helvet. n°. 143.

(14) Fl. pis. del Dott. Gaet. Savi.
Tom. 2, pag. 161.

(15) C. B. Pinax, 197.

(16) Camer. ep. p. 590, 591.

(17) Par la ressemblance de ses
feuilles avec l'empreinte du pied d'un
cheval ou d'un âne.

(18) Parce que cette plante donne

sa tige et ses fleurs près de deux mois avant que ses feuilles ne paraissent.

(19) Par le rapport qu'ont ses feuilles avec une espèce de peuplier que les anciens appelaient *farfarus*, comme on le voit dans ce passage de Plaute : *Prosternebam , inquit , eos ut folia farfari quæ lœvi pulsu venti alicujus autumno universa aliquando cadunt.*

(20) Teatro farmac. dogm. e spagir. del dott. Gius. Donzelli, Napoli 1666.

(21) Ruell. liv. 3, de naturâ stirpium, cap. 60, pag. 557.

(22) En effet, Pausanias (lib. 10, pag. 645), en parlant des Phocéens, nous apprend que les anciens Gaulois, et de son tems les Bretons armoriques, qui correspondent aux bas-Bretons d'aujourd'hui, donnaient au cheval le nom générique de *march*. Le mot *marchant*, (marchantia) espèce de mousse, dérive probablement de la ressemblance de la fructification

de quelques-unes de ses espèces, avec le dessous du pied de cheval. Le même mot gaulois *march*, a probablement donné lieu au verbe marcher, et aux substantifs qui en sont dérivés.

(23) Lib. 26, sect. 16.

(24) Je ne crois pas m'écarter du texte, en traduisant ce mot *aquiléges* par celui de fontainiers ; car il paraît que leurs fonctions consistaient à découvrir et à diriger les sources d'eaux dans les aqueducs et les canaux vers les fontaines publiques. Ils avaient remarqué que le tussilage ne croît que sur le bord des eaux , dans les lieux frais et humides ; c'était là qu'ils faisaient creuser. Ne serait-ce point de ces sortes de fouilles, déterminées par la présence du bechion , qu'est dérivé le mot français , bêche , bêcher , etc. ? ou bien viendrait-il de l'allusion que l'on aurait faite aux efforts de celui qui tousse pour arracher les matières catharrales ?

Quoi qu'il en soit, je ne jette pas les yeux sur ce mot ΒΗΣ, *bex*, que je ne me rappelle le bruit *bex*, *bex*, que font les moutons en toussant. On sait combien la langue grecque est imitative.

Les *aquiléges* des Latins s'appelaient chez les Grecs ὑδραγωγὸς, ydragogos, ou bien ὑδρωλογος, ydrologos, dont nous avons formé les mots *hydragogues*, pour exprimer les médicamens propres à expulser les eaux ; *hydrologue* et *hydrologie*, pour exprimer cette partie de l'histoire naturelle qui concerne l'examen des eaux, et leur propriété.

L'analogie du nom fait présumer que, comme la plante que nous nommons ancolie, en latin *aquilegia* (Lin. gen. 684), croît spontanément sur le bord des bois, et dans les lieux frais, elle a pu servir de guide aux aquiléges, aux fontainiers, comme le *bechium* pour découvrir les sources.

On sait que les Romains appellaient *aquilies* les sacrifices qu'ils of-
fraient à Jupiter dans les tems de
sécheresse, pour obtenir de la pluie ;
et *aquiliciens*, les prêtres consacrés
à ce culte.

On voit dans un passage de Séné-
que, que les fonctions de ceux que
Pline appelle *aquiléges*, ne se bor-
naient pas à découvrir les sources
cachées sous terre.

*Sæpe colligitur roris modo tenuis
et dispersus liquor, qui ex multis in
unum locis confluit sudorem* AQUI-
LEGES *vocant.* (Sen. quæst. lib. 5,
chap. 15, p. 84 :) « Souvent, dit-il,
» une vapeur légère provenant de
» divers endroits, se réunit dans un
» seul point, en forme de rosée : les
» aquilèges l'appellent *sueur.* »

Il paraît qu'attentifs à observer les
sites des montagnes et des collines
où les brouillards et les nuages
avaient coutume de s'affaisser, ils

étaient chargés de faire construire dans la direction convenable, ces vastes entonnoirs en murailles, que l'on voit encore aujourd'hui, placés à la suite les uns des autres, depuis la partie la plus élevée, jusqu'aux réservoirs dépuratoires situés au pied de la colline. Les eaux, après avoir déposé à l'air libre dans ces derniers, se rendaient aux *conserves-d'eau* : de là elles étaient distribuées dans des aqueducs et des canaux qui les portaient aux bains et aux fontaines publiques des villes voisines.

C'est sur les collines qui dominent Castellone de Gaëte, au royaume de Naples, bâtie sur les ruines de l'antique Formian, célèbre maison de campagne de Cicéron, que j'ai été à portée d'observer les plus beaux monumens de ces ouvrages antiques. Je ne puis me rappeler sans étonnement la solidité du ciment avec lequel ces entonnoirs, ces réservoirs dépuratoires et ces aqueducs sont construits, les frais immenses qu'ils ont dû coûter, et l'art avec lequel ils ont été exécutés.

Ce que l'on nomme la *piscine admirable* dans les environs de Baya, n'est autre chose qu'un de ces magnifiques réservoirs (*conserva di acqua*) où l'eau a déposé un sédiment grisâtre , si dur, susceptible d'un si beau poli , qu'on en fait des bagues , des brasselets, des pendans d'oreille , des tabatières, et mille autres bijoux.

Outre ces *aquilèges*, les anciens avaient encore les *aquarum libratores*, comme on le voit par ce passage d'une lettre de Pline à Trajan.

Superest ut tu libratorem *vel architectum , si tibi videtur , mittas qui diligenter exploret sit ne lacus altior mari , quem artifices regionis hujus quadraginta cubitis altiorem esse contendunt.*

« Il serait nécessaire que vous en-

» voyassiez l'ingénieur (*libratorem*)
» ou l'architecte, si vous le jugez
» plus à propos, pour examiner avec
» attention si le lac est plus élevé
» que le niveau de la mer ; car les
» ouvriers de ce pays prétendent que
» celle ci est plus élevée de quarante
» coudées ».

Le plaisir de m'occuper de monu-mens antiques, m'entraîne au-delà des bornes que je me suis prescrites : je me réserve de publier dans un ouvrage qui va paraître incessamment, quelques observations sur plusieurs points d'antiquités peu connus et remarquables à Gaëte, à Formian et aux environs ; tels que les tombeaux de Ciceron, de Munatius Plancus, de Vitruve, la fontaine d'Artacie, le temple de Janus, etc. Mon séjour pendant deux ans à Gaëte et à Formian même, m'a mis dans le cas d'observer à loisir plusieurs objets de cette intéressante contrée.

(25) **Matthiole**, le plus célèbre des commentateurs de Dioscoride , sans en excepter *Brunfelsius* , qui l'avait devancé dans cette carrière, ni *Fuch- sius* qui l'y suivit, et *Fabio Colon- na* , célèbre par sa sagacité à déter- miner plusieurs plantes des anciens , nous avertissent de l'erreur où Pline est tombé, quand il dit que le *tussi- lage* n'a ni tige , ni fleur , ni fruit : c'est qu'il n'avait examiné cette plante que lorsqu'elle est en feuille , et qu'à cette époque les fleurs sont oblitérées et détruites.

(26) *Passum gustandum est.*

(27) Antonius Musa Brassavolus , savant médecin de Ferrare en 1534. Il ne faut pas le confondre avec An- tonius Musa, médecin grec qui, pour avoir guéri l'empereur Auguste , en- tr'autres récompenses de la part de ce prince et du sénat, reçut le privi- lège de porter un anneau d'or , ce qui jusques là, n'avait été permis qu'aux

personnes de la première condition.
Le même privilège fut continué à tous
ceux de sa profession ; on les exemp-
ta , à cause de lui , de toute espèce
d'impositions à perpétuité. Dict. hist.
de la méd. Tom 1 , page 64.

(28) Sans donner fascherie ni porter nuisance , comme le dit avec in-
génuité Dalechamp.

Pour ajouter à l'histoire des propriétés de cette plante , je pourrais
citer le passage suivant du même auteur. « Matthiole dit qu'il croist un
» certain coton blanc en la racine du
» pas d'asne , lequel estant bien net-
» toyé et séparé d'auec les racines ,
» et enueloppé en un linge , puis le
» faisant cuire quelque peu dans la
» lessive avec un peu de salpêtre , et
» puis après l'ayant fait sécher au
» soleil , il s'en fait vne fort bonne
» amorce pour le fusil : car elle est si
» friande, que du premier coup de fu-
» sil que l'on donne, le feu y prend. »
Hist. des plantes, tom. 1 , liv. ix.

(29) **Ad tussem** remedium efficax herba quæ Gallicè *calliomarcus* , latinè *aqui ungula* vocatur. Collecta lunâ vetere, siccata priùs , in ollam novam mittitur cum prunis ardentibus, quæ intrà ollam mitti debent.

Superficies sanè ejus argillâ diligenter claudi debet ut calamus inseri per quem humor vel fumus caloris hauriatur intra os , donec arteriam omnem et stomachum penetret. Marcell. empyr. Cap. 16 , pag. 121.

(30) Ignis sacer.

(31) Dénomination provenant de l'ordre religieux de St. Antoine de Viennois , fondé par le pape Urbain II , pour former un hôpital en faveur de ceux qui étaient atteints de cette espèce de peste qui fit tant de ravages en France dans les onzième et douzième siècles. Sur les murs de ces espèces de lazarets on représentait des flammes , pour avertir les étrangers de s'en éloigner.

(32) Zoster, chez les Grecs, signi-
fiait en général, bande, bandelette,
ceinture, etc. On voit dans Homère
(Iliade P. V. 132, 215), qu'ils appellaient ainsi la ceinture qui entou-
rait toute l'armure des gens de guer-
re. Le mot ΖΩΝΕ, *zone*, d'où nous
avons formé les mots zône, zodia-
que, etc., avait chez eux la même
signification. Les Latins, à l'imita-
tion des Grecs, s'en sont servis au
figuré. Par exemple, Horace (Carm.
lib. 3, od. 22), en parlant des Grâces,
dit : *gratiæ segnes que nodum (zonam)
solvere ;* lentes à détacher leur *ceinture.* Telle est, selon toute apparence, l'étimologie du mot *dissolution,*
pris en mauvaise part. *Solvere zonam
puellæ,* pour parler d'une jeune fille
qui se marie. De là vient aussi sans
doute l'usage d'ôter la jarretière de
la mariée, le jour de ses nôces.

Euripide, dans Hécube, dit : φερειν
υπο ζωνες, *pherein ypo zones,* porter

sous la ceinture, pour parler d'une femme grosse.

Horace dit *zonam perdidit*, pour faire entendre qu'un homme n'a point d'argent; par allusion à l'ancienne coutume des soldats, de mettre le peu d'argent qu'ils avaient dans leur ceinture.

Les Grecs appellaient ζωϛερα, *zostera*, une espèce d'algue-marine, dont les feuilles minces, plates, longues et étroites, ressemblent à des rubans. C'est le *zostera oceanica* de Linné (Mautiss. 123, reg. veget. 691).

Enfin voici la traduction littérale des expressions de Pline, à l'occasion du zoster ou *feu sacré*.

« Il y a plusieurs genres de *feu sacré*, l'un d'eux s'appelle *zoster*; il » est mortel, s'il entoure le corps du » malade comme une ceinture ».

Ignis sacri plura sunt genera, inter quæ medium hominem ambiens qui ZOSTER *appellatur, et enecat si evixerit.* Tel est le texte de Pline.

(33) Voyez Hoffman, ex Tulpio. Obs. VI , in epicrisi, p. 140 , ed. Genev. , et les Mémoires de MM. de Jussieu, Paulet, Saillant et Tessier, dans les Mémoires de la Société royale de Médecine , tome 1, p. 266.

(34) Med. mil. p. 175.

(35) Meth. p. 150.

(36) Démonst. élém. de bot. Tom. 2 , p. 706. Lyon , 1796.

(37) Vical , mat. méd. tirée de Haller , tome 1 , p. 51.

(38) Delle Facoltà , delle Piante , tom. 3 , p. 822 et 823.

(39) Haller , storia delle Piante , elvet. n°. 138.

(40) Antipestilentielles.

(41) Doucement purgatives.

(42) Je communiquai cette observation , il y a un an , à la Société de Médecine.

(43) C'est le nom qu'on donne dans

le

le pays, à un gros hameau ; mais qui n'est pas érigé en paroisse ; c'est une espèce de succursale.

(44) La Maremme est une région marécageuse, voisine de la mer, funeste à ses habitans, qui ont tous le visage blême et livide. La majeure partie de ceux qui habitent ces marais maritimes, sont attaqués d'obstructions au foye, à la rate, au mésentère ; ils finissent misérablement par mourir hydropiques. Les femmes surtout, y sont très-sujettes aux maladies des ovaires. Un de ceux de la femme dont j'ai publié l'histoire, il y a cinq ans, en français et en langue toscane, était parvenu au poids de huit livres. Il renfermait plusieurs hydatides, ou tumeurs, dont l'une contenait des poils mêlés avec une graisse jaune, et des osselets informes. Je conserve le tout dans de l'esprit de vin.

(45) Défaut d'appétit.

6

(46) Diminutions.

(47) *Ichor*, pus fluide, à peu près comme le petit lait.

(48) Pièce osseuse, située perpendiculairement au milieu de la poitrine, aux deux côtés de laquelle les côtes sont fixées par devant.

(49) Elémens de Médecine-pratique, tom. 1er, p. 612. Le jus exprimé de cette plante lui a mieux réussi, lorsqu'on a pu l'obtenir dans son état de succulence, quand elle commence à sortir de terre au printemps.

(50) Des selles.

(51) Spongieux.

(52) Du coude.

(53) La partie supérieure du bras soudée avec l'avant-bras.

(54) Exostose, gonflement de l'os.

(55) Enflure.

(56) Saignemens de nez.

(57) Epine du dos.

(58) La partie supérieure du bras.

(59) Le bas de l'épine du dos.

(60) Glandes situées au-dessous de l'oreille.

(61) Il est à présumer qu'on ne pourra être tranquille sur toute espèce de retour scrophuleux, que lorsque la malade aura atteint l'âge de puberté ; aussi s'est-on décidé à lui faire continuer le régime tussilaginé, jusqu'à cette époque.

(62) L'affection.

(63) Dans ces cas, j'ai éprouvé de bons effets de l'application de son extrait gommeux sur les glandes.

(64) Combinaison d'alkali fixe végétal (carbonate de potasse) avec l'huile essentielle de térébenthine.

(65) C'est ce qui a fait dire au docteur Alibert que les résultats de ces essais furent équivoques. (Nouveaux Élémens de Thérapeutique, tom. 2, pag. 26 ; ouvrage intéressant, que les jeunes médecins doivent se procurer).

(66) V. Abrégé de toute la méde

cine-pratique de M. J. Allen, tom.
IV, pag. 480.

(67) *Nil temere credendum.*

(68) Susceptible de s'opposer à la putréfaction.

(69) Comme je n'ai pas l'intention de donner un traité des écrouelles, je ne parle ici de la théorie de cette maladie, qu'autant qu'elle peut être nécessaire au rapprochement du mal et du remède qu'on peut lui opposer.

(70) La connaissance du jeu des organes.

(71) Faiblesse des organes.

(72) Destinées à se changer en quelques-unes des substances fluides ou solides qui composent le corps humain.

(73) Tartre vitriolé.

(74) Sel de Glauber.

(75) Sel de Tartre.

(76) Alkali volatif concret.

(77) Ou lauréole mâle. *Daphne lau-*

reola. Lin. Cette plante caustique et dangéreuse , demande beaucoup de prudence dans la manière de l'employer. La lauréole femelle que l'on nomme *méséreon* ou bois gentil, *daphne mesereum* , Lin. , et que l'on confond quelquefois avec la précédente , est plus dangéreuse encore ; ses feuilles , son écorce sont tellement caustiques , qu'elles suffisent pour former un vésicatoire ou un cautère. On a cependant trouvé moyen d'en tirer parti dans l'art de guérir , comme on a fait de plusieurs autres plantes vénéneuses ; les baies , les feuilles , l'écorce et les racines diversement préparées et tempérées par des mucilagineux , ont signalé plus d'une fois leur efficacité dans les affections dartreuses invétérées et vénériennes.

(78) Comme du petit lait.

(79) Les glandes, dans l'ordre naturel , sont des espèces de pelotons formés par les replis de plusieurs

vaisseaux sanguins, nerveux, lymphatiques, secrétoires et excrétoires, renfermés dans une enveloppe commune : ces organes sont destinés à filtrer et à perfectionner la lymphe.

(80) Par corruption du mot latin *scrophula*, formé de *scropha*, truie ; parce que cet animal passe pour être sujet à cette maladie. On l'appelle aussi *struma*, du verbe latin *struere*, amasser en tas ; parce que les écrouelles sont le plus souvent composées de tumeurs réunies les unes auprès des autres. On l'appelait autrefois maladie du Roi, parce que depuis Philippe I.er les Rois de France avaient la prérogative de toucher les humeurs froides, en adressant cette formule au malade : Le Roi te touche, Dieu te guérisse. Voyez l'ouvrage d'And. Laurentius (premier médecin du grand Henri), ayant pour titre : *De Mirabili strumas sa-*

nandi vi , solis Galliæ regibus chris-
tianissimis divinitûs concessâ.

Les anciens historiens anglais prétendent qu'Edouard le confesseur ,
couronné en 1043 , reçut du ciel , à
raison de sa sainteté , le don de guérir les écrouelles , avec la prérogative de le transmettre à ses descen-
dans. En effet, Jacques second , fugi-
tif en France , y faisait sa principale
occupation de toucher les écrouelleux
dans les hôpitaux.

(81) Vulgairement connue sous le
nom de pomme d'Adam.

(82) Du grec Υδατὶς, *ydatis,* vé-
sicule.

(83) Du latin *sebum ,* suif.

(84) Du grec ΣΤΕΆΡ *stear ,* suif :
Στεατωμα, *steatoma ,* stéatome , tumeur contre nature , contenant de la
graisse.

(85) Du grec Αδαρα, *athara ,* bouil-
lie.

(86) Du grec μελικερὶς *meliceris ,*

tumeur renfermant une liqueur semblable à du miel.

(87) Cette faculté styptique se manifeste par la couleur obscure que donne le sulfate de fer à l'infusion acqueuse de ses feuilles et de ses racines.

(88) Astringente.

(89) Digitalis purpurea, Linn. inst. Bot. p. 1166.

(90) Cette plante avait été tellement oubliée, qu'à mon retour dans la capitale, il y a quatre ans, à l'exception des fleurs, encore employées dans les affections catarralles, lorsque j'ai voulu renouveller mes essais, il m'a été impossible d'y trouver l'extrait, les feuilles et les racines de cette plante ; aujourd'hui ces dernières se trouvent en abondance chez presque tous les herboristes.

(91) *Ulmus campestris*. Lin. Il n'y a que trois espèces d'ormes connues.

1°. L'orme champêtre, *ulmus cam-*

pestris, à feuilles doublement serraturées (bordées de dents alternativement grandes et petites), inégales
à la base ; spontané en Europe.

2°. L'orme d'Amérique , *ulmus
Americana*, à feuilles simplement
serraturées (bordées de dents toutes
égales), inégales à la base ; spontané en Virginie.

3°. L'orme nain , *ulmus nana* , à
feuilles également serraturées, égales
à la base ; spontané en Sibérie.

(92) Il arrive souvent que les tein-
tures spiritueuses sont trop arden-
tes pour certains malades. La teinture vineuse n'a point cet inconvénient : elle est également susceptible de dissoudre et de tenir suspen-
dues les parties gommo - résineuses
dont on a besoin.

(93) Comme pastilles , tablettes,
gelée , élixir , ratafiat , etc.

(94) M. Pluvinet , membre de l'é-

cole de pharmacie, rue Ste.-Avoye, n°. 38, a très-bien exécuté ces diverses préparations, et surtout la formule que je lui ai donnée des pilules végéto-minérales, dont l'énergie est graduée et distinguée par les n°. 1 et 2.

(95) *Aloysia citridora. Ortega. Verbena triphylla* de Lin. Verveine à trois feuilles, arbuste spontané au chili, presque naturalisé en Italie, où il est abondamment cultivé en pleine terre. Il sert à parfumer les espèces pectorales, dont les feuilles préparées de tussilage font la base.

(96) Un prince Polonais, demeurant à Pise, fut saisi d'une fluxion si violente à la tête, qu'il avait la face comme érésipélateuse. Je lui conseillai de fumer ces espèces pectorales, et d'avaler de tems en tems, en fumant, quelques gorgées de leur

infusion édulcorée avec un peu de sucre. La salivation fut si abondante et si prompte, qu'au bout de deux heures, il me renvoya chercher pour me remercier du soulagement que je lui avais procuré, et pour me faire voir une jatte remplie de la lymphe visqueuse et tenace qu'il avait évacuée.

L'eau odontalgique de feu M. Leroi de la Faudignière, possède à un haut dégré cette faculté salivative. Cet elixir bienfaisant ne se trouve que chez M. Duval, son gendre, dentiste, membre des collège et académie de chirurgie de Paris, et de plusieurs sociétés savantes, place Royale, n°. 5.

(97) Emprunté du grec κοδυζα, que Celse appelle *gravedo*, pesanteur, et Cœlius Aurelianus *catharrus ad nares*, catharre par les narines; pour exprimer l'écoulement de

cette humeur âcre et souvent fœtide qui distille du nez quand on s'est exposé au froid ; ce qu'on appelle vulgairement rhume de cerveau.

(98) *Convallaria Majalis*, Lin.

F I N.

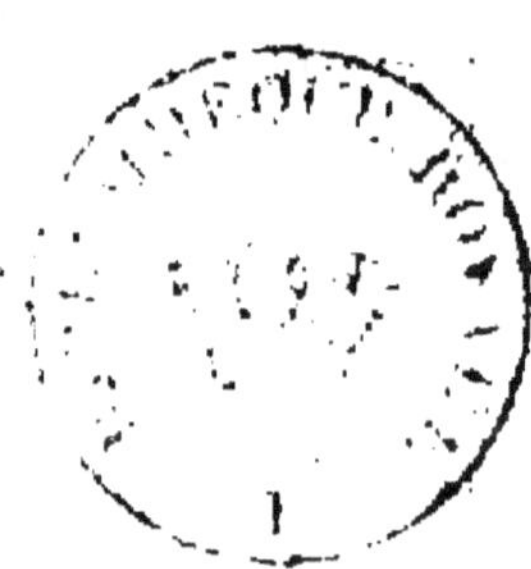

De l'imprimerie de DEMORAINE,
rue du Petit-Pont-St.-Jacques.